AF297276

LE

MONT-DORE

ET

SES EAUX MINÉRALES

PARIS. — IMPRIMERIE DE E. MARTINET, RUE MIGNON, 2

LE
MONT-DORE

ET

SES EAUX MINÉRALES

NOTICE MÉDICALE

PAR

LE DOCTEUR EM. EMOND

Médecin consultant aux eaux du Mont-Dore,
Membre de la Société d'hydrologie médicale,
Chevalier de la Légion d'honneur.

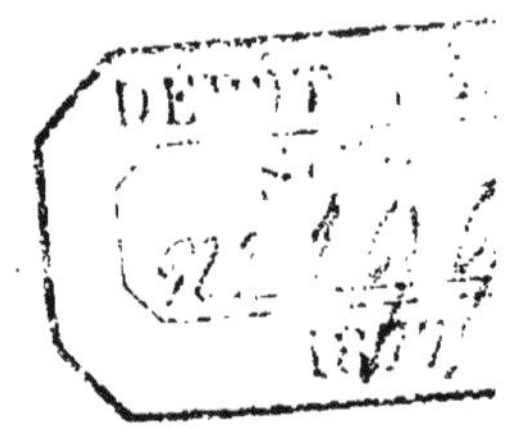

PARIS

P. ASSELIN, LIBRAIRE DE LA FACULTÉ DE MÉDECINE

PLACE DE L'ÉCOLE-DE-MÉDECINE

1877

PRÉFACE

Je n'ai pas la prétention, en publiant cet opuscule, de faire connaître le Mont-Dore ; il est connu, depuis longtemps, par les travaux de Michel Bertrand et des honorables médecins qui lui ont succédé. Mon but est seulement de rappeler au public médical les nombreuses indications de ses eaux, le rôle important qu'elles jouent dans le traitement des affections de l'appareil respiratoire, et spécialement dans les maladies de poitrine. Mais avant d'aborder la question thérapeutique, je dois, dans la *première partie*, envisager les bains du Mont-Dore au point de vue historique, topographique, météorologique et géologique. Le climat, l'altitude ne sont pas, en effet, choses insignifiantes pour le

médecin qui a un malade à envoyer aux eaux.
N'a-t-on pas vu souvent des malades obligés
de rentrer chez eux parce qu'ils ne pouvaient
supporter soit la température, soit l'altitude
d'une station thermale? Je m'occupe ensuite
des sources, de la composition chimique des
eaux, de leurs différents modes d'administration, de leur action physiologique et des
moyens balnéatoires mis à la disposition des
médecins du Mont-Dore.

La *seconde partie* comprend des considé-
rations générales sur l'action thérapeutique des eaux, l'énumération des différentes
affections qui réclament plus spécialement
leur emploi, et enfin les résultats qu'on en
obtient.

D^r Em. EMOND.

Paris, mars 1877.

PREMIÈRE PARTIE

TOPOGRAPHIE

HISTOIRE DU MONT-DORE

CHAPITRE PREMIER

Topographie. — Histoire du Mont-Dore.

De toutes les stations thermales de France, celle du Mont-Dore est assurément une des plus importantes. Très-fréquentée par les Gaulois et les Romains qui y avaient construit un vaste établissement, comme le prouvent les fragments de colonnes et les débris de piscine qu'on y a découverts, elle fut pour ainsi dire oubliée pendant tout le moyen âge. Ce n'est que vers le commencement de ce siècle qu'un médecin distingué, Michel Bertrand, reconstitua son histoire et parvint à lui rendre son antique renommée. Depuis cette époque, ses eaux ont été l'objet d'analyses sérieuses, d'études approfondies, et leurs précieuses propriétés ont reçu la

1.

sanction du monde médical qui a accueilli avec faveur la méthode thérapeutique qu'on y emploie. Les médecins savent très-bien en effet aujourd'hui qu'aucun établissement d'Europe ne possède la puissance d'action des moyens balnéaires usités au Mont-Dore. Aussi l'affluence des malades y devient-elle chaque année de plus en plus considérable; ceux qui allaient demander leur guérison aux stations éloignées d'Allemagne ou de Bohême lui donnent maintenant la préférence. — La position géographique de cette station ajoute aussi à l'attrait de ses sources. Quelle contrée peut offrir à la vue de plus délicieux paysages, des sites plus variés, un sol plus tourmenté que celui de l'Auvergne? Sa rangée de montagnes volcaniques, ses restes druidiques, ses églises romaines et ses châteaux du moyen âge, ses bois de pins, ses cascades et ses torrents ne peuvent en effet que fasciner tout amant de la nature.

Les thermes du Mont-Dore sont situés dans le département du Puy-de-Dôme, à 48 kilomètres de Clermont-Ferrand. On s'y rend par une jolie route qui monte en serpentant avec des plis et des replis sans fin à travers une délicieuse contrée qui peut rivaliser avec tout ce que la Suisse présente de plus pittoresque et de plus majestueux. A chaque tournant le décor change, la nature grandiose et sévère se trouve à côté d'une nature douce et riante comme celle de la plaine : aussi ces contrastes augmentent-ils la beauté de ces sites enchanteurs. D'abord de vastes vignobles, des plaines fertiles ; puis, dans le haut pays, des cimes rocailleuses, où il ne pousse absolument qu'un fin et vert gazon et de rouges bruyères, et où l'on ne rencontre d'autres créatures que le berger et son troupeau. La vue du haut de ces sommets est vraiment splendide : d'un côté, la rangée volcanique du puy de Dôme qui domine les plaines de la riche Limagne ; de l'autre, deux merveilleux géants basaltiques, les roches *Thulière* et *Sanadoire*, semblables à deux forteresses qui gardent le passage, sont appuyées aux pentes boisées du Mont-Dore et s'élèvent d'une gorge profonde. Des cascades tumultueuses, des torrents rapides, des blocs énormes de granit, de sombres bois de pins, au pied desquels se déploient des prairies fertiles : tout ce chaos si pittoresquement enchâssé au milieu d'une nature magnifique produit une sensation profonde sur le touriste émerveillé. Enfin, après six heures de marche, au détour d'un coude que forme la route, on est agréablement surpris en apercevant devant soi l'étroite vallée au milieu de laquelle se trouve le Mont-Dore.

Au premier aspect, la petite ville n'est pas attrayante ; elle est sévère, et ses toits couverts d'ardoise et de grès n'ont rien qui séduise l'imagination. Elle est située vers le milieu d'une vallée de 8 kilomètres de long et de 1 kilomètre de large. Elle est dominée par de hautes montagnes, le *Capucin*, les montagnes de *l'Angle* et le pic de *Sancy*, dont la hauteur est de 1884 mètres au-dessus du niveau de la mer. Une végétation d'un vert sombre en tapisse les deux versants de ses couleurs vigoureuses. Deux cascades, celle de la *Dore* et celle de la *Dogne*, qui se réunissent au pied du *Sancy*, forment la *Dordogne*, dont les eaux limpides baignent les prairies du fond de la vallée. Mais, quoiqu'on ne soit qu'à quinze heures de Paris, ce pays est resté primitif. Point d'hôtels luxueux, de toilettes tapageuses, de plaisirs bruyants ; l'homme n'y occupe que la seconde place. La nature, soit qu'on l'admire dans les sources qui jaillissent du rocher, soit qu'on la contemple au bord d'un cratère éteint, ou qu'on assiste au coucher du soleil derrière les sommets pointus des roches de basalte, la nature y règne en souveraine. Cette simplicité, jointe à la richesse de ses sources, fait le mérite principal du Mont-Dore, et lui fait donner la préférence sur beaucoup d'autres bains plus mondains, et par là moins salutaires aux malades.

On est sûr d'y trouver une société choisie; les relations y sont des plus agréables et sans étiquette. Chacun se réjouit d'être soustrait aux exigences du monde, et de pouvoir jouir à son aise des agréments de la splendide nature qui vous entoure.

L'établissement présente un aspect tout à fait sévère, et se compose de deux bâtiments distincts :

Le *bâtiment des bains*, qui est le plus ancien et le plus important, a été construit en lave vers 1830. Il est adossé à la montagne de *l'Angle*, sur l'emplacement même des sources. Il se compose :

Au rez-de-chaussée : 1° De la *salle des Pas-Perdus*, où se trouvent les buvettes et le bureau de l'administration; 2° de la *galerie du Nord*, qui renferme vingt cabinets de bain avec douches et de la *galerie du Midi*, qui en a treize;

3° *des piscines*, vastes salles divisées en trois compartiments ; une première pièce renfermant trois grandes cuves en lave et deux salles latérales où, indépendamment de deux grandes piscines dans lesquelles on prend les bains en commun, on a installé huit appareils à douches. C'est la partie de l'Établissement réservée aux indigents.

Au premier étage : 1° *Du Pavillon* qui est situé immédiatement au-dessous du *Bain-de-César*, et qui contient sept baignoires creusées dans le roc. Cinq de ces baignoires sont réservées aux bains à l'eau courante, à la température native de 43 degrés. C'est dans ces baignoires que les hommes ont jusqu'ici pris les bains de pieds. Aux deux extrémités se trouvent deux nouvelles galeries renfermant chacune seize cabinets de bain ; 2° de la *grande galerie*, qui est reliée au *Pavillon* par un escalier de quatorze marches, placé sous une arcade. Elle contient dix-huit cabinets de bain, spacieux et bien éclairés, renfermant de grandes baignoires en lave, et tous pourvus de douches. On n'y administre, comme dans les galeries du rez-de-chaussée, que des bains tempérés ; 3° du *casino*, dont l'entrée se trouve au centre du palier de l'escalier monumental qui dessert le premier étage, et qui se compose de la *salle de spectacle*, du *salon de lecture*, du *salon de jeux* et de la *buvette*.

Le bâtiment des *vapeurs* est séparé du bâtiment des bains par la rue Favard ; sa façade principale se trouve sur la place des Thermes. Terminée en 1851, la nouvelle administration vient, pour faire face aux besoins du service, de l'agrandir dans des proportions considérables. C'est dans cet édifice qu'on administre les eaux en vapeurs et en poussière. Le *rez-de-chaussée* se compose, à droite et à gauche, de deux *galeries* réservées aux cabinets de douches de vapeur et, entre ces galeries, de deux vastes salles de pulvérisation, précédées de vestiaires.

Au *premier étage*, où l'on accède par un bel escalier, se trouvent les *salles d'inhalation*. C'est dans ces salles qu'on vient respirer l'eau minérale réduite en vapeurs. Elles sont au nombre de trois pour chaque sexe, toutes graduées et pour la vapeur et pour la température. Elles sont également précédées de vestiaires et d'un vestibule. Dans le sous-sol de ce même bâtiment se trouvent des *salles d'inhalation* destinées aux indigents.

L'établissement du Mont-Dore, qui appartient

au département du Puy-de-Dôme, n'était, dans le principe, destiné à recevoir qu'un nombre limité de baigneurs ; mais, grâce au zèle que déploie le nouveau concessionnaire, M. Chabaud, et aux 700 000 francs qu'il doit y dépenser en améliorations, il ne tardera pas à devenir un des premiers établissements de France. M. Chabaud tient à le mettre en harmonie avec les besoins des malades et à augmenter la confiance qu'inspirent au public médical les résultats thérapeutiques qu'on y obtient. Le chemin de fer de Clermont à Tulle, qui est en construction et qui n'en sera qu'à une heure, ajoutera encore à son développement.

A proximité de l'établissement se trouve la jolie promenade qu'on appelle le *Parc ;* elle est limitée d'un côté par la Dordogne, de l'autre par le ruisseau de la grande Cascade. C'est là qu'on a déposé les restes de l'établissement romain qu'on a mis à découvert en 1817 en creusant l'établissement actuel. Les pentes qui avoisinent le *Parc* sont couvertes d'une végétation magnifique ; elles sont tapissées de grasses prairies et revêtues de robustes sapins qui le protègent contre la chute des terrains et des masses qui le dominent.

MÉTÉOROLOGIE. — GÉOLOGIE

CHAPITRE III

Météorologie. — Géologie.

On a souvent écrit que les guérisons que l'on vient chercher dans les stations thermales ne doivent pas être seulement attribuées à l'action des eaux, mais que le changement d'habitudes, de climat, doit entrer pour beaucoup dans les cures qu'on y obtient ; c'est surtout au Mont-Dore que ce puissant modificateur doit être invoqué, et l'on peut dire que ses sources, merveilleuses dans leurs effets, sont situées dans un milieu atmosphérique qui doit aider considérablement à leur action.

Le climat du Mont-Dore est tempéré et fortifiant ; il a une influence très-favorable sur la plupart des malades qui y viennent prendre les eaux. Il se distingue de celui des plaines par la faible pression atmosphérique, l'abaissement de la température, la fréquence de la pluie et des brouillards, phénomènes qui ne laissent pas que d'inquiéter, en général, les baigneurs et de leur donner des craintes sur le résultat de leur cure thermale. Ces alarmes sont exagérées, et avec des précautions on peut éviter ces inconvénients qui n'exercent pas une influence défavorable. Le traitement, au contraire, est mieux supporté par les journées froides que durant les grandes chaleurs. Les constitutions faibles et étiolées trouvent dans ces montagnes un air pur, parfumé par les émanations des forêts de sapins, qui retrempe les forces, ranime les fonctions, et produit une réaction salutaire sur les organes débilités.

Le Mont-Dore est à 1084 mètres au-dessus du niveau de la mer, position qui, d'après Patissier, est excellente pour les malades, qui s'y trouvent à l'abri des chaleurs accablantes de l'été. La moyenne du baromètre qui au bord de la mer est de 760 millimètres, n'y est que de 674. Le poids de l'atmosphère s'y trouve donc considérablement diminué, et l'allégement qu'en ressent le corps humain explique comment il se fait qu'on se fatigue moins dans les montagnes que dans la plaine, et pourquoi les phthisiques y respirent plus à l'aise.

Dans les montagnes, l'air est d'autant plus transparent qu'il contient davantage de vapeur d'eau ; et s'il arrive un abaissement subit de température, il se fait une condensation qui peut amener de la pluie ou tout au moins des nuages : ainsi l'on a tort de croire que l'air est pur quand on distingue les objets de très-loin ; c'est le contraire qui est vrai, et le montagnard ne s'y trompe pas : la vue des montagnes éloignées est pour lui un signe de pluie.

A mesure que l'on s'élève, les rayons du soleil ont une action calorifique plus énergique, à cause de la transparence et de la moindre densité de l'atmosphère, la chaleur des rayons directs et celle du sol sont plus considérables sur les sommets qu'au niveau des plaines ; aussi la végétation y est plus rapide, plus active en été, ce qui permet aux productions naturelles de récupérer le temps perdu pendant leur long sommeil d'hiver. L'intensité des rayons solaires sur les montagnes est telle, qu'on y prend des coups de soleil, même par un temps couvert ; c'est un accident contre lequel doivent se prémunir les baigneurs qui font l'ascension du pic de *Sancy*.

D'après le docteur Vacher, pendant les mois de juillet et d'août, la température maximum observée au Mont-Dore est de 29°,8, la température la plus basse est de 2°,8. Les abaissements de température ne sont pas rares ; ils surviennent généralement après une pluie d'orage qui a refroidi l'atmosphère. Mais, comme je l'ai dit plus haut, ces phénomènes n'exercent pas une influence défavorable et ne sont pas une contre-indication à la cure thermale, ils nécessitent quelques précautions.

L'humidité de l'air n'est jamais excessive au Mont-Dore ; le degré de saturation n'est jamais atteint, et le psychromètre donne, au mois d'août, 9^{gr},94 de vapeur d'eau par mètre cube d'air (Vacher). Il en résulte que l'évaporation est très-active, le rayonnement excessif et le refroidissement rapide.

Généralement les matinées sont sereines ; c'est vers midi que se forment les brouillards ou les nuages ; ils se massent sur les flancs du

Sancy, s'étendent vers le fond de la vallée, et restent là immobiles, le vent n'ayant aucune action pour les déloger. Ces brouillards se forment sur place par l'action du soleil sur le sol humide, et par la condensation des vapeurs dans un air refroidi. Ils se résolvent en pluie ou disparaissent comme par enchantement, suivant la température des couches qu'ils traversent. Ces mouvements atmosphériques sont ici d'une brusquerie dont on n'a pas d'idée dans la plaine.

Il est parfois curieux de voir cet envahissement de nuages s'opérer en peu d'instants; mais le spectacle le plus saisissant est celui auquel on assiste du haut des sommets, lorsqu'on voit onduler à ses pieds les vagues d'une mer de nuages, où gronde le tonnerre et que sillonnent les éclairs.

D'après les relevés météorologiques, le temps, au Mont-Dore, est assez beau en juin et septembre, et généralement beau en juillet et août ; les orages qui viennent quelquefois le déranger y sont de courte durée, et n'ont d'autre inconvénient que d'amener un abaissement de température. La foudre frappe de préférence les sommets aigus et rarement le fond de la vallée; sous ce rapport, la ville elle-même est en sécurité.

Les mois de juillet et d'août sont les plus chauds et ceux pendant lesquels on peut espérer les plus longues séries de beaux jours. Ainsi il n'est pas rare d'avoir une série de douze à quinze jours consécutifs de beau temps; une petite crise de quatre à cinq mauvais jours, puis huit ou dix jours de beau fixe. La chaleur y est moins forte que dans la plaine, parce qu'elle est tempérée par l'agitation de l'air et la fraîcheur des nuits. C'est l'époque la plus favorable pour suivre le traitement du Mont-Dore.

Les mois de juin et de septembre ont une température moyenne de 14 degrés, le temps est plus variable, mais on peut espérer, surtout en septembre, une ou deux séries de beaux jours séparés par une semaine de temps brumeux ou de pluie. Somme toute, il peut arriver que juin et septembre soient très-agréables.

« L'hiver est précoce, le mois de septembre s'écoule rarement sans que la neige blanchisse les cimes les plus élevées, mais on la voit disparaître aussi rapidement que la variation de température qui en a déterminé la formation. Celle qui tombe vers la fin d'octobre se conserve et ne fond pas avant la mi-avril. Ce n'est pas toujours que le pic de *Sancy* en est dégarni au commencement de juillet. En mai, la température est fort inégale. » (Bertrand.)

Les vents qui règnent dans la vallée sont peu variés, ceux du nord sont les plus fréquents. Le *Sancy* abrite la ville des vents du sud « qui ont partout une influence défavorable sur l'organisme » ; à l'exception des courants d'est qui sont rares et sont aussi nuisibles aux malades, l'intensité des vents est assez faible et le beau fixe en est presque toujours la conséquence. Quand le vent souffle du sud-ouest ou du sud-est, le temps devient lourd, pénible, un orage éclate, et le lendemain on a de la pluie ou des brouillards avec abaissement sensible de là température.

En résumé, les thermes du Mont-Dore se trouvent dans des conditions climatériques et topographiques favorables aux malades qui les fréquentent, et l'air pur qu'on y respire produit sur le plus grand nombre des effets salutaires et propres à activer les fonctions organiques. On n'y observe pas de maladies endémiques, pas de goîtres, très-peu de phthisiques. Le docteur Chabory dit en avoir

rarement rencontrés. L'altitude, indépendamment de son action sur la nutrition, amène
une fréquence plus grande de la respiration et
une ampliation pulmonaire plus considérable.
Elle active la circulation capillaire, favorise
la déplétion des organes centraux : d'où une
suractivité des fonctions de la peau et des
muqueuses.

La chaîne des montagnes du Mont-Dore
présente un grand attrait au point de vue de la
minéralogie et de la géologie. Parmi les nombreux ouvrages qui ont été publiés sur ce sujet,
on doit citer en première ligne ceux de
M. Poulett-Scrop, puis les savantes recherches de MM. Lecoq et Bouillet (de Clermont).
Il résulte de ces intéressants travaux que les
matières en fusion, vomies par les volcans de
ces régions, sont composées non-seulement de
basalte et de trachyte, mais encore de coulées
pyroxéniques, et surtout de feldspath à tous
les degrés d'altération ignée, depuis les
laves poreuses et pulvérulentes, comme les
ponces et les pouzzolanes, jusqu'aux coulées
vitrifiées et feuilletées, comme l'obsidienne,
certains schistes bitumineux et les phono-
lithes. Ces matières d'abord en fusion se sont

refroidies, condensées puis soulevées, et ont constitué des dicks plus ou moins élevés.

D'après M. Poulett-Scrop, on rencontre la lave trachytique et feldspathique au pic de *Sancy*, au puy *Ferrand*, au roc de *Cuzeau*, au cône du *Tartaret*, au *Capucin* et au puy *Gros*;

La lave basaltique, à la roche *Vendeix*, au dick de *Murols*, à la nappe du *Mont-Dore* et à la banne d'*Ardenche*;

La lave granitique aux puys de *Diane* et de l'*Angle*;

La lave phonolitique aux roches *Thulière* et *Sanadoire*;

Le basalte sur tufs, à la montagne de *Bessoles*;

Le basalte sur tufs et granits, sur le plateau des *Sausses*;

La lave porphyrique, sur l'aiguille du pic de *Sancy*, sur les bords de la gorge d'*Enfer* et sur le contre-fort du salon de *Mirabeau*.

Un mélange de trachyte porphyrique avec le tuf arénacé sur certains points, ponceux sur d'autres, formerait le plateau de la grande *Cascade*.

Il considère la vallée du *Mont-Dore*, celle de la *Cour* et de la vallée d'*Enfer*, bordées de tous côtés par de hautes montagnes, comme un vaste cratère se terminant par un étranglement qui sert de lit à la *Dordogne*, entre le puy *Gros* et le plateau du *Rigollet*. Ces trois vallées eussent constitué un lac d'une profondeur immense, si les coulées de lave se fussent accumulées pour barrer le lit de la *Dordogne*. Il en eût été exactement de même de la vallée de *Chaudefour*, également entourée de montagnes très-élevées, si l'échancrure qui donne passage aux eaux du lac *Chambon* eût été barrée par la lave.

La botanique, au Mont-Dore, n'offre pas moins de richesses que la géologie ; il suffit de parcourir les différentes flores de l'Auvergne pour s'en rendre compte. On y trouve, comme dans les Alpes, les plantes et les végétaux les plus variés. Les espèces médicinales y abondent : les lichens en particulier, le lichen d'Islande, la gentiane, l'arnica, l'aconit, la centaurée, l'angélique, la saponaire, l'anémone, le saxifrage, etc., etc.

SOURCES DU MONT-DORE

PROPRIÉTÉS PHYSIQUES

ET CHIMIQUES DE CES EAUX

CHAPITRE II

Sources du Mont-Dore. — Propriétés physiques et chimiques de ces eaux.

Les sources du Mont-Dore jaillissent dans un espace assez restreint au pied de la montagne de l'*Angle*, sous l'emplacement même de l'établissement thermal. Elles sont, au nombre de neuf, toutes chaudes, à l'exception de celle de la fontaine *Sainte-Marguerite*, dont la température est de $+$ 10 degrés centigrades, et dont la minéralisation n'a de commun avec les autres sources que l'acide carbonique dont elle est sursaturée. C'est une eau acidule, limpide et fraîche, qui n'est employée qu'à la préparation des bains tempérés, ou bien mêlée au vin comme eau de table.

Parmi les huit autres, celle de la *Madeleine*, qu'on appelle aussi source *Bertrand*, dont la température à sa sortie du rocher est de 45°,5, est située au rez-de-chaussée de l'Établissement, à l'extrémité droite de la salle des Pas-Perdus. Elle fournit 120 litres à la minute. Elle sert à alimenter la buvette, à préparer les bains et les douches des galeries du *Midi* et du *Nord*, et la vapeur des salles d'inhalation et de pulvérisation.

Cette source est, avec le *Bain-de-César* et le *Grand-Bain*, une des plus anciennement connues. Lemonnier, dans un mémoire daté de 1744, nous apprend que de tous les points de la France on y amenait les chevaux poussifs, et que souvent ils guérissaient.

Voici la dernière analyse qui en a été faite par M. J. Lefort, en 1862, au nom de la Société d'hydrologie. Il a opéré à la fois sur l'eau prise à la source et les vapeurs des étuves et des salles d'aspiration.

Un litre d'eau de la source de la *Madeleine* contient :

$$\begin{array}{ll}\text{Oxygène} \dotfill & 0,65^{c.c.} \\ \text{Azote} \dotfill & 8,64\end{array}$$

Acide carbonique libre	$0^{gr},3522$	
Bicarbonate de soude	0, 5362	
— de potasse	0, 0309	
— d'oxyde de rubidium		Indices
— — de cæsium		
— de lithine	Traces	
— de chaux	0, 3423	
— de magnésie	0, 1757	
— de protoxyde de fer	8, 0207	
— de manganèse	Traces	
Chlorure de sodium	0, 3685	
Sulfate de soude	0, 0761	
Arséniate de soude	0, 00096	
Borate de soude		Traces
Iodure et fluorure de sodium		
Acide silicique	0, 1654	
Alumine	0, 0112	
Matière organique, bitumineuse	Traces	
Total	2, 08016	

La source *César*, qu'on appelle aussi le
Bain-de-César, est la plus anciennement con-
nue. Sa température est de 45 degrés centigrades, sa saveur est acidule. Elle fournit
42 litres d'eau par minute. Elle est située sur
la partie la plus élevée du versant du puy de
l'Angle. Elle jaillit au milieu d'un bassin d'une
seule pierre, placé dans une grotte voûtée et
cylindrique, construite par les Romains. La
quantité d'acide carbonique qu'elle dégage est
telle, que Brieude rapporte que plusieurs per-

sonnes y ont été frappées d'asphyxie en moins d'un quart d'heure. Aujourd'hui encore, quand le temps est à l'orage, le dégagement d'acide carbonique produit un bouillonnement qu'on entend jusque sur la place des Thermes. Bertrand dit qu'on a dû renoncer à prendre des bains sur la source même, à cause du danger que ce dégagement considérable d'acide carbonique faisait encourir aux malades.

Cette source, avec la fontaine *Caroline* (du nom de la duchesse de Berry) qui se réunit à elle et qui n'est qu'un griffon de la même nappe d'eau, sert à alimenter les baignoires de la grande galerie.

La fontaine *Caroline* donne 43 litres d'eau par minute, et a la même température que celle du *Bain-de-César*, dont la composition, d'après M. J. Lefort, est la suivante :

	Pour un litre.
Oxygène......................	0,98$^{\text{c.c.}}$
Azote.......................	14,22
Acide carbonique libre.	0,5967
Bicarbonate de soude	0,5361
— de potasse..........	0,0212
— d'oxyde de rubidium. ⎞	Indices
— de cæsium.. .... ⎠	
— de lithine...........	Indices
— de chaux...........	Traces

	Pour un litre.
Bicarbonate de magnésie.........	0,1676
— de protoxyde de fer....	0,0258
— de manganèse.........	Traces
Chlorure de sodium..............	0,3587
Sulfate de soude................	0,0756
Arséniate de soude..............	0,00096
Borate de soude .... Iodure et fluorure de sodium....	Traces
Acide silicique	0,1552
Alumine.......................	0,0083
Matière organique bitumineuse....	Traces
Total.......	2,26736

Les sources *Saint-Jean* ou du *Grand-Bain* coulent incessamment dans les grandes cuves en lave du *Pavillon*, dans lesquelles on plonge les malades. Elles émergent immédiatement au-dessous du *Bain-de-César*, à travers les interstices des angles des prismes trachytiques. Elles dégagent de l'acide carbonique, et fournissent 40 litres d'eau par minute.

L'eau du *Pavillon* a une température de 43 degrés centigrades dans les cuves n°s 2 et 3, et 42 degrés centigrades dans les cuves n°s 1, 4 et 5. C'est dans ces cuves, comme je l'ai dit plus haut, que les hommes prennent les bains de pieds.

Suit l'analyse qu'en a donnée M. J. Lefort :

Oxygène	0,77
Azote	10,45
Acide carbonique libre	0,3810
Bicarbonate de soude	0,5452
— de potasse	0,0309
— d'oxyde de rubidium. ⎫ — — de cæsium.. ⎭	Indices
— — de lithine	Traces
— de chaux	0,3142
— de magnésie	0,1676
— de protoxyde de fer	0,0235
— de manganèse	Traces
Chlorure de sodium	0,3630
Sulfate de soude	0,0761
Arséniate de soude	0,00096
Borate de soude ⎫ Iodure et fluorure de sodium ⎭	0,1686
Acide silicique	0,1586
Alumine	0,0094
Matière organique bitumineuse	Traces
Total	2,0776

La source *Ramond* a été découverte, en
1817, dans les ruines des bains romains. Elle
est située au rez-de-chaussée de l'Établissement, et captée dans un puits construit en
lave qu'on a conservé. Elle débite 13 litres
d'eau par minute, et soutient le thermomètre
à 43 degrés. C'est la source la plus ferrugi-
neuse du Mont-Dore. Elle est utilisée en bois-

son, et alimente une des buvettes de la salle des *Pas-Perdus*. On lui a donné, ainsi qu'à celle qui suit, le nom d'un préfet du Puy-de-Dôme.

La source *Rigny* n'est distante de la précédente que de 7 à 8 mètres. Elle a été également découverte en 1817. Elle fournit 12 litres d'eau à la minute, d'une température de 43 degrés. Comme la source *Ramond*, elle sert à alimenter les bains et les piscines.

M. J. Lefort a également analysé ces deux sources. Voici, d'après lui, leur composition :

	Source Ramond.	Source Rigny.
Oxygène	0,73	0,71
Azote	10,01	9,25
Acide carbonique libre	0,4997	0,4644
Bicarbonate de soude	0,5462	0,5375
— de potasse	0,0212	0,0232
— d'oxyde de rubidium. } — — de cæsium.. }	Indices	Indices
— de lithine	Traces	Traces
— de chaux	0,2720	0,3092
— de magnésie	0,1647	0,1628
— de protoxyde de fer.	0,0317	0,0250
— de manganèse	Traces	Traces
Chlorure de sodium	0,3578	0,3599
Sulfate de soude	0,0737	0,0761
Arséniate de soude	0,0006	0,00096
Borate de soude.... } Iodure et fluorure de sodium.. }	Traces	Traces

	Source Ramond.	Source Rigny.
Acide silicique...	0,1550	0,1653
Alumine...	0,0065	0,0101
Matière organique bitumineuse..	Traces	Traces
Totaux......	2,11946	2,03546

La source *Boyer* a son griffon situé dans l'annexe de la galerie du *Midi*. Elle a été découverte, en 1833, dans le voisinage de la source *Bertrand*, avec laquelle elle a beaucoup de rapports, ce qui fait supposer à M. Lefort qu'elle a la même origine. Elle donne 20 litres à la minute, et sa température est de 43 degrés centigrades. Son eau est employée à l'exportation et à alimenter les bassins dans lesquels les dames prennent les bains de pieds.

La source *Pigeon*, du nom d'un ingénieur des mines, a été récemment découverte à 2 mètres de la source *Boyer*. Elle est captée dans un puits placé dans le bâtiment de la pompe à vapeur. Sa température est de 43 degrés centigrades et son débit de 15 litres par minute. Sa minéralisation est sensiblement la même que celle de la précédente.

L'eau du Mont-Dore est limpide, transparente et inodore. Si on la laisse refroidir à l'air libre, elle se recouvre d'une légère couche nacrée et irisée, qu'on prétend être de la silice. Sa saveur est légèrement acidule, puis salée et styptique au bout d'un instant. Elle est plus dense que l'eau distillée; la densité de l'eau de la *Madeleine* est de 1,0012, celle de *César* est de 1,0013. Son volume est toujours le même.

Volume total de l'eau thermale par vingt-quatre heures :

Madeleine	144,000	litres.
César et Caroline.....	120,960	—
Pavillon.	54,720	—
Ramond.............	18,720	—
Rigny	17,280	—
Boyer......	28,800	—
Pigeon.............	21,600	—
Total.......	406,080	litres.

L'établissement du Mont-Dore dispose donc, toutes les vingt-quatre heures, de 406,080 litres d'eau minéro-thermale, sans compter les 14,400 litres d'eau minérale froide de la source *Sainte-Marguerite*.

Plusieurs auteurs s'étaient déjà occupés au XVIIe et au XVIIIe siècle de la composition chimique des eaux du Mont-Dore, mais ce n'est qu'en 1810 que Michel Bertrand en donna une véritable analyse chimique.

Berthier les analysa de nouveau en 1822 ; MM. Pierre Bertrand et Aubergier, en 1844, y constatèrent des crénates et des apocrénates de fer. En 1848, MM. Chevalier et Gobley, et M. P. Bertrand, en 1852, y signalèrent, les premiers, la présence de l'arsenic.

En 1853, le baron Thénard, qui était venu au Mont-Dore pour rétablir sa santé, en fit une nouvelle analyse et retrouva les mêmes substances, non-seulement dans l'eau, mais aussi dans les vapeurs des salles d'inhalation. Il rechercha exactement la dose de l'arsenic et la fixa, dans un Mémoire à l'Académie des sciences, à $0^{gr},00125$ d'arséniate neutre de soude.

M. Gonod, en 1856, y trouvait de l'iode en quantité assez notable.

Enfin, M. J. Lefort, dont j'ai donné plus haut les analyses, a été chargé, en 1860, d'en faire une étude complète qu'il a consignée dans un rapport à la Société d'hydrologie médicale, au nom de la Commission des eaux minérales. Il a d'abord opéré sur l'eau elle-même, puis sur les vapeurs hydro-minérales, et il a reconnu que moins une eau est saturée de principes minéraux, plus certains sels, comme, par exemple, les arsénites et les arséniates à base sodique et potassique, sont facilement volatilisés. C'est pourquoi les eaux du Mont-Dore, par leur nature et surtout par leur faible minéralisation, sont dans des conditions plus favorables qu'un grand nombre d'autres eaux minérales pour abandonner à la vapeur aqueuse la plus grande partie de l'arsenic qu'elles contiennent. A côté de ces caractères, le professeur Scoutetten (de Metz), à l'aide du galvanomètre de Nobili, y a découvert, en 1865, des propriétés électriques, soupçonnées seulement par Michel Bertrand. Il a cherché à établir, dans une note présentée à l'Académie des sciences (1865), que « les effets généraux des eaux thermales sont dus en grande partie à des effets électriques, engendrés eux-mêmes par les nombreuses actions chimiques qui se produisent au moment où ces sources émanent du sol. Ces eaux sont, dit-il, actives, vivantes ; elles sont à l'état *dynamique*, tandis que les eaux de rivières, au contraire, sont à l'état *statique ;* les actions chimiques y sont éteintes. »

Depuis ces dernières études, MM. Grandeau et Lefort ont trouvé dans les eaux du Mont-

Dore, au moyen de l'analyse spectrale, de la lithine, du cæsium et du rubidium. L'année dernière, un de nos confrères, le docteur Joal, y a décelé la présence du brome et du phosphore. La chimie a donc encore beaucoup à faire pour nous donner le dernier mot de la composition intime des eaux minérales, puisque chaque nouvelle analyse y signale un nouveau principe minéralisateur.

ACTION PHYSIOLOGIQUE

DES EAUX DU MONT-DORE

buer à chacune de ces substances un effet particulier, d'autant que nous ne connaissons
jamais la véritable constitution d'une eau quel-
conque. Force est donc au médecin hydrologiste d'expliquer les effets physiologiques par
l'ensemble de la composition chimique. Et
c'est avec raison que M. Boudant a dit : « Nous
croyons que la présence de ces substances n'est
point étrangère à l'action moléculaire exercée
physiologiquement sur l'organisme, et que les
phénomènes qui en résultent ne sont pas seulement l'effet d'un principe unitaire. »

L'ensemble de tous les éléments constitutifs
de l'eau du Mont-Dore produit sur l'organisme
une action générale qui se traduit par une
excitation. Cette eau imprime un surcroît d'activité aux fonctions de nutrition et à la circulation; son ingestion provoque les exhalations
pulmonaires et cutanées, et active les sécrétions
des glandes. Le mouvement d'assimilation et de
désassimilation qui en résulte modifie heureusement l'état général des malades.

L'action physiologique de cette eau verie
suivant le mode d'application interne ou ex-
terne et suivant la durée du traitement. On
l'administre en boisson, en vapeurs, sous

forme de bains, de douches, de gargarismes
et d'injections.

Eau en boisson. — Les eaux du Mont-Dore
se prennent en boisson, le matin à jeûn, par
verre ou fraction de verre, suivant l'indication
et à une demi-heure d'intervalle. La dose
moyenne est de trois à quatre verres par jour,
quelquefois moins, rarement plus. Elles doivent
autant que possible être bues pures et sans
mélange, quoiqu'il arrive que, pour les faire
tolérer, on les additionne de lait, de sirop de
guimauve ou d'une infusion de tilleul. Michel
Bertrand les laissait prendre avant ou après le
bain indifféremment, mais il n'en permettait
pas l'usage dans l'après-midi. Elles sont généralement bien supportées par les organes
digestifs ; dans ce cas, elles provoquent une
légère sensation de chaleur à l'estomac et aug-
mentent l'appétit ; dans le cas contraire, elles le
diminuent, et le malade ne les prend qu'avec
répugnance. Quand ce phénomène se produit,
il faut les suspendre et donner un purgatif.
Leurs effets sur la sécrétion intestinale sont
variables : il y a tantôt augmentation, tantôt
diminution dans le nombre des selles, mais

plus souvent diminution. Cependant la diarrhée, quand elle se produit, exige une surveillance très-attentive, parce qu'elle est salutaire
si elle n'est pas trop abondante et si elle n'est
pas accompagnée de fièvre, tandis qu'elle
aggrave l'état du malade dans le cas contraire.

Les eaux prises en boisson accélèrent le
pouls, réveillent les fonctions de la peau, aug-
mentent la soif. Sous leur influence, la sécrétion des muqueuses bronchique et laryngée est
augmentée au début; l'expectoration est moins
visqueuse et plus aisée. Plus tard cette expectoration diminue, souvent même disparaît. La
toux est aussi moins forte et moins fréquente.
La sécrétion urinaire, qui est devenue plus
abondante, diminue aussitôt que les sueurs se
produisent. Dans tous les cas, l'urine reste
acide. La menstruation est activée; les règles
coulent plus abondamment et devancent même
souvent l'époque de leur flux. Les écoulements
leucorrhéiques sont modifiés.

La durée du traitement est de quinze à vingt
jours, mais la saturation peut se produire plus
tôt. Elle se manifeste par la perte de l'appétit,
le dégoût de l'eau minérale, un état saburral
des premières voies et une grande difficulté

dans les digestions. Les malades se plaignent d'une fatigue générale et d'un peu de fièvre. Ces accidents disparaissent aussitôt après la cessation de l'emploi des eaux.

Si l'on dépasse la limite de la saturation, ou bien si les eaux sont prises à des doses immodérées, elles donnent de la diarrhée et occasionnent des accidents qui se traduisent, chez certaines personnes, par un gonflement de l'épigastre avec sensation de plénitude, accompagnée de phénomènes sympathiques du côté des centres nerveux, tels que rougeur de la face, céphalalgie, étourdissements.

Eau en vapeurs. — C'est au Mont-Dore, en 1833, que fut installée la première salle d'inhalation. Michel Bertrand, à qui on la doit, avait remarqué, dès les premières années de sa pratique, que les emphysémateux et les asthmatiques qui se baignent dans les cuves du *Pavillon* obtenaient un grand soulagement de la vapeur de ces bains. Depuis cette époque, ce moyen thérapeutique, « considéré jusqu'alors comme le plus entier complément de la thérapie du Mont-Dore », a obtenu un succès qui a dépassé toute espérance. Les salles ouvertes aux baigneurs, en 1851, par les soins de M. P. Bertrand sont devenues insuffisantes, et viennent d'être remplacées par de nouvelles beaucoup plus spacieuses et beaucoup plus commodes, dont la température graduée varie entre 28 degrés et 33 degrés centigrades. Il y a dans chacune d'elles deux vaporariums communiquant avec les générateurs de la chaudière, qui distribuent uniformément la vapeur. Les malades à demi dépouillés de leurs vêtements y pénètrent dans un costume approprié, et y séjournent pendant un espace de temps qui varie de quinze à quarante-cinq minutes, suivant l'indication du médecin.

Il semble, en entrant dans ces salles, qu'on ne pourra pas respirer dans ce brouillard épais, on éprouve une gêne de la respiration, on se sent oppressé. Dans quelques cas même le malade se trouve pris de toux, mais elle est de courte durée, et il ne tarde pas à ressentir une douce chaleur accompagnée de transpiration et suivie d'un sentiment de bien-être tel, que c'est à regret qu'il se décide à quitter la salle. Rien de plus satisfaisant, dit M. Boudant, que d'assister au soulagement extraordinaire ressenti par l'asthmatique ou l'emphysémateux, dont l'oppression et la suffocation se dissipent comme par enchantement. Quelle bonne impression pour le malade affecté de bronchite sèche, irritative, spasmodique, de sentir ses voies respiratoires adoucies et humectées de cette vapeur bienfaisante, et celui qui, atteint de catarrhe chronique invétéré, ne pouvant qu'à l'aide de quintes de toux répétées et fatigantes extraire péniblement quelques crachats visqueux et gluants, est heureux d'expectorer avec abondance et facilité. Jusqu'aux malheureux phthisiques, enfin, haletants, épuisés par la fièvre et à bout de forces ! Quelques-uns se sentent renaître et sont rappelés à l'existence au contact de ces inhalations qui cicatrisent les cavernes de leurs poumons. La vapeur des salles d'aspiration, bien qu'elle soit forcée, contient tous les principes minéralisateurs de l'eau du Mont-Dore. Ils y ont été trouvés, en 1834, par M. Aubergier et P. Bertrand ; plus tard par MM. Thénard et Nivet, et récemment par M. J. Lefort. Il n'est donc pas douteux que ce soit à l'absorption de ces divers principes par la muqueuse bronchique, et à leur action moléculaire sur l'organisme que les malades doivent leur soulagement. La vapeur hydro-minérale a une action émolliente et topique qui facilite la résolution du tubercule en voie de ramollissement, et combat l'irritation congestive que le tubercule crû entretient autour de lui dans le poumon du phthisique. Elle facilite l'expectoration, excite la peau, imprime une grande activité aux capillaires périphériques. Sous son influence la circulation se régularise, une abondante transpiration se produit. Je pense avec MM. Chabory et Joal que le gaz acide carbonique entre pour une grande part dans l'action sédative produite par cette vapeur.

Eau pulvérisée. — L'eau pulvérisée, comme l'eau en vapeurs, est chargée de tous ses éléments minéralisateurs. Deux salles précédées de vestiaires et pourvues d'instruments disposés d'après le mode d'inhalation de M. Sales Girons sont destinées aux malades. Elles sont chauffées à l'aide d'un jet de vapeur à une température de 28 degrés centigrades, et distribuent de l'eau pulvérisée à 36 degrés. Les baigneurs y sont soumis à deux actions distinctes : l'une résultant de la pulvérisation proprement dite, l'autre a une véritable inhalation de vapeur. La pulvérisation porte son action excitatrice sur les organes qui sont le plus immédiatement en contact avec elle. Ainsi, dans les diverses affections de la muqueuse des voies aériennes, qu'elles dépendent d'un défaut ou d'une exagération de sécrétion. Il suffit quelquefois de deux ou trois séances pour ramener la maladie à un état sub-aigu, état par lequel elle passe le plus ordinairement pour arriver à être modifiée. Ainsi chez les personnes qui suivent un traitement préventif, la toux apaisée depuis longtemps reparaît, l'expectoration revient. Indépendamment de cette stimulation locale, il se produit comme à la salle d'aspiration, d'abord une action sédative. Il n'est pas rare non plus d'observer des névralgies de la cinquième paire, affectant toutes les branches ou limitées à une seule, comme l'œil, l'oreille ou les dents, dues sans doute au refroidissement produit par l'évaporation de l'eau poudroyée. On conseille de préférence la pulvérisation aux malades disposés aux hémoptysies, aux congestions. Elle réussit dans les différentes espèces de pharyngites, l'amygdalite chronique, la laryngite, en tant qu'elle n'est pas tuberculeuse.

Les *douches de vapeur* se donnent dans des

cabinets contigus aux salles de pulvérisation. On les administre dans des cas où l'on veut obtenir de puissants effets résolutifs ou produire une violente révulsion à la peau, comme dans l'arthrite rhumatismale ou la névralgie sciatique. Le malade, placé sur un siége approprié, reçoit pendant dix ou quinze minutes un jet de vapeur intermittent ou continu sur la partie indiquée. C'est un vrai bain de vapeur qui, indépendamment de l'action locale, a pour but de favoriser l'élimination des produits excrémentitiels et d'épurer l'économie des résidus de la nutrition. Il provoque une transpiration d'autant plus abondante qu'il communique à la peau une température plus élevée. La chaleur, en effet, active la circulation cutanée et il en résulte une sécrétion plus énergique des glandes.

Bains. — On administre au Mont - Dore des bains à haute température et des bains tempérés.

Les bains à haute température se prennent dans les cuves du *Pavillon;* ils ont de 42 degrés à 44 degrés centigrades. On éprouve en s'y plongeant, dit M. Bertrand, une chaleur mordicante sur toute la surface du corps, une sorte de spasme, d'anxiété, de difficulté de respirer et de perturbation générale qui, pendant les premiers moments, empêchent d'y rester. Le baigneur s'enfonce; il ressort, et enfin, après ces mouvements continués pendant quelques secondes, il supporte le milieu dans lequel il se trouve plongé. Les premiers instants de l'immersion complète sont marqués par un resserrement auquel le pouls participe. Mais bientôt il devient large et fréquent et la respiration précipitée, la figure se colore et se couvre de sueurs, la peau prend plus de densité ; plus tard les artères battent avec plus de force, et ordinairement, à la quinzième minute, le pouls n'a guère moins de cent pulsations. Cette perturbation générale de l'économie, cette pseudo-fièvre, qui ne persiste que pendant l'immersion, facilitent singulièrement l'absorption de l'eau minérale. Après dix minutes, en effet, la surface de la peau devient moite, douce au toucher ; bientôt il s'établit une transpiration abondante, la sueur s'échappe à profusion de toute la surface cutanée. Cette transpiration, qui va toujours croissant, ne tarde pas à entraîner avec elle la desquamation générale de la peau. La peau, ainsi débarrassée des matières grasses par le bain et la sueur, se trouve desquamée, l'eau minérale pénètre par capillarité dans les conduits des glandes, et le champ de l'absorption se trouve considérablement augmenté. Les fonctions de sécrétion se trouvent exagérées, les glandes sudorifères et les glandes sébacées éliminent les produits excrémentitiels qui concourent puissamment à dépurer l'économie.

Les bains du *Pavillon*, en provoquant une transpiration abondante, communiquent à la peau une chaleur qui exalte ses fonctions et celles des lymphatiques en activant la circulation et en exagérant la sécrétion des glandes. Cette exagération artificielle des sécrétions de la peau, diminue l'activité fonctionnelle de l'intestin, des reins et des poumons. Le sang, sous l'influence de cette haute température, perd de l'eau, des sels minéraux, des matières excrémentitielles ; aussi je considère comme indispensable de faire boire les malades immédiatement après le bain, afin de rendre au sang l'eau qu'il a perdue et d'empêcher qu'il soit modifié dans sa composition. L'eau donnée en boisson, non-seulement compense les sueurs, mais encore agit comme sédatif et comme dissolvant.

Au sortir du demi-bain, qui dure de cinq à quinze minutes, un sentiment de bien-être succède presque immédiatement à cette excitation générale; le corps se couvre de sueurs, la respiration revient à l'état normal. Le malade est frictionné et enveloppé de vêtements de laine et porté en chaise à porteurs dans un lit bien chaud, où il jouit pendant une heure ou deux d'un sommeil bienfaisant et réparateur.

Ces bains, on le comprend sans peine, exigent une surveillance de tous les instants et nécessitent la présence du médecin : «Ce sont les grands bains du *Pavillon* et la fontaine de *la Madeleine* qui ont fait la réputation du Mont-Dore. » (Bertrand.) On les administre en bains complets, et plus souvent en demi-bains ou quarts de bains. Dans la journée le malade conserve une douce moiteur, il se sent plus dispos; son appétit est bon, il est plus altéré et plus sensible au froid. Il arrive souvent qu'après sept à huit jours de traitement, il se fait une poussée à la peau et qu'il se manifeste des furoncles et diverses éruptions qui le soulagent.

Les *bains tempérés* se préparent en additionnant l'eau thermale d'eau minérale refroidie.

Leur température varie de 32 à 38 degrés centigrades, suivant les indications. Leur durée est
de trente-cinq à quarante-cinq minutes. On les
prescrit de préférence aux gens affaiblis et aux
personnes nerveuses, aux enfants et aux vieil-
lards. Leur influence sur la circulation est infiniment moindre que celle des bains du *Pavillon*. Ils sont légèrement excitants. « En général
ils stimulent la peau, la détergent, font épa-
nouir les différents ordres de vaisseaux qui la
pénètrent, fortifient l'action musculaire et
assouplissent les articulations. Ils sont propres
à seconder l'action des eaux prises en boisson.
Au surplus la peau y devient bien moins onc-
tueuse que dans le grand bain, et la transpiration qu'ils provoquent va rarement jusqu'à la
sueur. » (Bertrand.) Aujourd'hui cependant les
médecins du Mont-Dore semblent donner la préférence aux bains tempérés avec lesquels ils
obtiennent des résultats non moins avantageux
que le savant hydrologiste, et cela « sans se-
cousse violente, sans troubles ni crises pertur-
batrices. » (Boudant.) Il est vrai que nous avons
affaire à des constitutions moins robustes et
que nous disposons de moyens puissants, tels
que l'inhalation, la pulvérisation, la nouvelle

douche, tandis que Bertrand n'avait que les cuves du *Pavillon*.

Douches. — Toutes les baignoires de la grande galerie et de la galerie du Nord sont munies d'appareils à douches qui permettent au malade de recevoir sans changer de place, avant ou après le bain, la douche ascendante ou descendante, en lance ou en arrosoir. A ces appareils peuvent s'adapter des tuyaux en caoutchouc qui permettent de la diriger dans les narines, la gorge, etc. La température, la force et la durée des douches varient suivant les indications. On les administre tantôt sur le rachis pour stimuler les nerfs vaso-moteurs, la poitrine, l'abdomen, lorsqu'on veut percuter la partie malade et y déterminer une fluxion sanguine, les extrémités si l'on veut produire une dérivation; ou bien on la donne générale, quand on veut produire une révulsion à la peau qu'elle rougit fortement et en rétablir les fonctions.

La douche pharyngienne, qui fonctionne au Mont-Dore depuis deux années, y a été installée par le Dr Alvin, qui a eu l'idée d'appliquer l'eau minérale en irrigation à la médication des affections nasales. Elle a pour but de combattre les

différentes affections du nez, l'ozène, les ulcérations, etc. Lorsqu'on fait usage de cette douche on éprouve au bout de quelques instants un
chatouillement, des picotements qui vont jusqu'à
l'éternument et ne permettent pas de la prolon-
ger au delà de dix à quinze minutes. Après
quelques jours de traitement la membrane
pituitaire se colore, se gonfle, et il se produit
un enchifrènement, souvent même un véritable
coryza qui disparaît bientôt pour faire place à la
guérison.

Gargarismes. — La muqueuse pharyngienne
subit la même influence que la membrane pituitaire. Après quelques jours de traitement, le
plus souvent vers la fin, si le malade fait usage
de l'eau en gargarismes, il éprouve dans la gorge
une sensation de sécheresse, de chaleur, de
constriction et de picotement qui est causée par
une injection de la muqueuse dont la coloration
est d'un rouge framboisé. La luette, les amyg-
dales, les piliers du voile du palais sont gonflés,
le malade se plaint de frisson ; il a l'angine
thermale. Cette angine disparaît au bout de
quelques jours si l'on abandonne le garga-
risme.

On conseille les gargarismes dans les affections de la gorge, les pharyngites, les laryngites, etc.

Bains de pieds. — On retire d'excellents effets de l'usage des bains de pieds combiné avec celui des autres moyens balnéaires. On les prend dans les cuves du *Pavillon*, à la température native de 44 degrés centigrades. L'irritation locale et la chaleur qu'ils provoquent à la peau dissipent les maux de tête produits par les différents exercices thérapeutiques auxquels sont soumis les malades. Ils combattent avantageusement la tendance aux refroidissements des extrémités que l'on observe chez les phthisiques. Leur durée varie de cinq à sept minutes. On les prend avant le repas et on prescrit généralement de faire après une promenade d'au moins une demi-heure, afin d'éviter la cessation immédiate de la transpiration qu'ils provoquent.

Eaux transportées. — Les eaux du Mont-Dore se transportent facilement, sans éprouver la moindre altération ; mais il faut, avant d'en faire usage, avoir soin de les faire chauffer au bain-marie. On les administre généralement à la suite d'une cure, pour continuer l'action intérieure commencée aux sources mêmes, prévenir les récidives de rhumes chez les personnes qui y sont sujettes. Michel Bertrand ne manquait jamais de les prescrire à ses malades au commencement ou dans le courant de l'hiver, « pour ajouter à l'amélioration éprouvée et la rendre plus durable ».

On les prend le matin à jeun, par verre ou demi-verre, à une demi-heure d'intervalle.

L'indication des propriétés de l'eau du Mont-Dore doit faire préjuger des cas où son emploi peut être inutile et même nuisible. Excitant énergique, le traitement montdorien sera *contre-indiqué* chez les malades pléthoriques, disposés aux congestions cérébrales, aux hémoptysies. *Contre-indication* absolue aussi pour les personnes qui ont une affection du cœur ou des gros vaisseaux. On ne pourrait songer, en effet, à admettre de semblables malades dans les salles d'inhalation ou à les plonger dans des bains à haute température. Il faudra s'en tenir pour eux à l'eau en boisson, aux pédiluves et à la pulvérisation.

ACTION THÉRAPEUTIQUE

DES EAUX DU MONT-DORE

CHAPITRE V

Action thérapeutique des eaux
du Mont-Dore.

———

L'expérience a prouvé que parmi les nombreux agents thérapeutiques qui ont été appliqués au traitement des maladiès de poitrine, ce sont les moyens hygiéniques associés aux eaux minérales qui sont les plus efficaces. Parmi ces eaux les unes sont sulfureuses et s'adressent plus particulièrement aux sujets à constitution lymphatique, scrofuleuse, les autres sont salines, arsénicales, et conviennent de préférence aux diathèses arthritiques et rhumatogènes. Les eaux du Mont-Dore rentrent dans cette dernière catégorie. Si maintenant on cherche à déterminer la cause de l'incontestable efficacité de ces eaux, on voit que tous les auteurs qui ont étudié cette question leur ont reconnu une propriété altérante, en quelque sorte spécifique, qui ne s'explique pas par l'action excitante qu'elles exercent sur l'enveloppe cutanée et le tube digestif, ni par l'activité qu'elles impriment, par conséquent, à la circulation et à la nutrition générale. En effet, d'autres eaux minérales ont aussi la propriété d'exciter très-fortement les fonctions digestives et cutanées, et ne donnent cependant pas des résultats semblables. Or, s'il y a dans l'action de ces eaux quelque chose de spécifique, il faut chercher à signaler parmi leurs nombreux principes minéralisateurs celui qui peut en être l'agent. Comme M. le Dr Richelot, je crois que c'est l'arséniate de soude, malgré la faible proportion pour laquelle il entre dans la composition des eaux du Mont-Dore. C'était aussi l'opinion de Thénard, puisqu'il dit dans son mémoire à l'Académie des sciences : « On ne saurait mettre en doute que ce ne soit à la présence de l'arsenic que doit être attribuée la puissante action de cette eau sur l'économie animale. »

Il faut considérer que les médicaments renfermés dans les eaux minérales agissent à des doses infiniment moindres que lorsqu'on les donne à l'état de pureté, tout en produisant des effets aussi puissants. L'arsenic est, en effet, un des agents les plus actifs et les plus précieux que nous possédions ; et lorsqu'on le prescrit à l'état de pureté, on le voit produire des effets semblables à ceux que produisent les eaux du Mont-Dore. Et cela ressort du parallèle établi par M. Richelot entre la médication mont-dorienne et la médication arsénicale préconisée par M. Gueneau de Mussy. Ce médicament a la propriété d'imprimer à la nutrition une modification intime en régularisant toutes les fonctions de l'économie. Il a aussi celle d'être un puissant résolutif ; « il dissipe les engorgements pulmonaires » (Richelot), « les engorgements articulaires » (Bertrand). Enfin il exerce une action locale irritante qui en fait un des meilleurs agents substitutifs dans les maladies de la peau, des membranes muqueuses; la muqueuse de l'utérus, par exemple. Or ce qui caractérise justement l'eau du Mont-Dore, c'est que ses effets sont presque identiques à ceux de son principe minéralisateur essentiel administré à l'état de pureté.

Mais tout en admettant la prédominance de

l'action de l'arsenic dans les eaux du Mont-Dore, il ne faut cependant pas dénier aux autres principes minéralisateurs qui entrent dans leur composition toute espèce d'importance. Leur influence vient s'ajouter à celle de l'agent modificateur dominant, et leur présence ne peut que contribuer à leur donner cette composition complexe qui semble être la cause de leur action si énergique, et de la facilité avec laquelle notre organisme les supporte. La médication mont-dorienne est aussi puissamment aidée par la haute thermalité de l'eau, son électricité dynamique et l'acide carbonique qu'elle renferme.

Je vais maintenant passer successivement en revue les maladies spéciales contre lesquelles on emploie les eaux du Mont-Dore, et les résultats qu'on obtient par ce mode de traitement. Je commencerai de préférence par l'examen de la phthisie pulmonaire, « maladie qui, de tout temps, a fait la célébrité des eaux du Mont-Dore. » (Brieude.)

SECONDE PARTIE

MALADIES SPÉCIALES

Phthisie pulmonaire.

De toutes les maladies auxquelles le genre humain est en butte, la phthisie est, sans contredit, une des plus communes et une des plus redoutables ; elle est une de celles qui méritent le plus d'attirer l'attention et la sollicitude des hommes compétents, car c'est peut-être celle qui fait le plus de ravages parmi nous. Le devoir du médecin est donc de mettre tous ses soins à en limiter la propagation et à placer les sujets qui en sont atteints dans les meilleures conditions possibles. Les recherches infructueuses

et souvent d'une genèse entachée de tuberculose » (Boudant).

De ces deux espèces de phthisies, l'une, la
phthisie caséeuse, moins grave et moins fréquente, est plus susceptible de guérison que
l'autre, la phthisie tuberculeuse, pour laquelle
il n'y a pas de remède spécifique. Mais le pro-
nostic n'est pas tout entier dans le fait relevé
par le stéthoscope, il est aussi et surtout dans
les conditions de l'état général : « L'auscultation diagnostique la phthisie ; elle ne diagnostique pas le phthisique » (Fonssagrives). Et
M. Pidoux a pu dire avec raison qu'on est souvent moins phthisique avec des cavernes qu'avec
de simples tubercules crus. A l'appui de cette
assertion, je vais rappeler un cas de guérison
de tuberculisation acquise, que j'ai publié il y a
déjà longtemps, et qui a été contrôlé par M. le
D' Barth. Mon confrère M. Boudant, à la direction
de qui j'avais confié mon malade, pourrait en
témoigner encore aujourd'hui.

Un jeune homme de vingt-sept ans, clerc de
notaire à Paris, d'un tempérament lymphatico-
sanguin, né dans le département de l'Indre de
parents bien portants, contracte en mars 1861
une pleuro-pneumonie à la suite de laquelle sa

sanlé ne se rétablit pas. En mai la dyspnée persiste, l'amaigrissement devient considérable, la
toux opiniâtre et fréquente, les crachats opaques
et granuleux. Il a de l'insomnie, des sueurs
nocturnes abondantes, pas d'appétit, le pouls
faible, sans fièvre. M. le Dr Barth, que j'appelle
en consultation, constate avec moi l'état suivant : matité sous la clavicule droite, râle caverneux, bronchophonie, expiration prolongée,
toux retentissante; mêmes signes dans la fosse
sus-épineuse correspondante, respiration puérile dans le poumon gauche. Sur son avis je
conseille à mon malade de partir pour la campagne et de faire, au mois de juillet suivant,
une saison aux eaux du Mont-Dore.

Après quelques jours de traitement, l'appétit
commence à reparaître, les forces à se développer; les demi-bains du *Pavillon* sont bien supportés, les bienfaisantes vapeurs des salles d'inhalation ont déjà calmé la toux et diminué la
dyspnée. Au bout de dix-huit jours de médication suivie sans interruption, il quitte le
Mont-Dore dans un état d'amélioration vraiment
remarquable. Il tousse beaucoup moins, il
crache peu, il mange mieux, le sommeil est
meilleur, les forces sont revenues et il reprend

de l'embonpoint. Quatre mois se passent ainsi sans accident à la campagne, où il est entouré, par sa famille, de soins et de précautions sans nombre. Il revient à Paris au mois de décembre de la même année, dans un état d'embonpoint tel, que j'ai de la peine à le reconnaître.

Son rétablissement est si rapide, qu'il se sent capable de reprendre sa place de maître clerc. En effet, la matité sous-claviculaire a considérablement diminué, la respiration, de caverneuse qu'elle était, est devenue rude, râpeuse, la bronchophonie a disparu. A peine entend-on encore quelques craquements humides. La toux est rare, l'expectoration presque nulle, l'appétit et le sommeil excellents. L'hiver se passe à peu près bien à force de précautions; il fait une saison d'eaux transportées.

En juillet 1862 il retourne au Mont-Dore, où il fait un nouveau traitement de dix-huit jours. A son retour la respiration du sommet droit est moins rude, on entend encore quelques râles sous-crépitants, mais il y a peu de toux et point de crachats; l'appétit est excellent. Après six semaines de repos à la campagne, il revient à Paris reprendre son travail et ses habitudes. L'hiver se passe très-bien, sans rhume. M. Barth qui le revoit ne peut croire à une pareille transformation.

L'année suivante, il fait une troisième saison au Mont-Dore et se confie aux soins du Dr Chabory, à qui il raconte son histoire, et qui lui-même est émerveillé d'un pareil résultat. A la fin de son traitement le bruit respiratoire du sommet droit est presque aussi régulier et aussi moelleux que celui du côté gauche, il n'y a plus ni dyspnée, ni toux, ni expectoration. Et quand il revient à Paris, après de nouvelles vacances passées dans sa famille, son état général ne laisse plus rien à désirer ; son embonpoint le rend méconnaissable. L'hiver se passe parfaitement bien ; il vit comme les jeunes gens de son âge, fréquente le monde, se couche tard sans en éprouver aucune fatigue. Il fait enfin une quatrième cure en 1864, plutôt par reconnaissance que par nécessité. Son rétablissement est tellement complet, sa guérison si radicale, qu'à l'auscultation il est impossible d'établir une différence entre l'expansion pulmonaire du côté malade et celle du côté sain. Depuis cette époque la guérison s'est maintenue sans rechute. Deux ans après sa dernière saison au Mont-Doré, elle a de nouveau été constatée

par deux de nos honorables confrères, médecins
d'une compagnie d'assurances sur la vie qui,
n'ayant rien trouvé dans sa poitrine, n'ont pas
hésité à l'admettre à participer aux primes de
leur compagnie. Aujourd'hui, mon malade est
depuis longtemps notaire, marié et père de
famille.

Il me revient également à l'esprit l'observation d'un négociant de Paris que j'ai envoyé
pour la première fois au Mont-Dore il y a huit
ans, et dont la guérison s'est maintenue jusqu'ici. C'est à la suite d'une pleurésie que la
santé de M. R..., qui n'a que trente ans, s'est
altérée. Il est blond, lymphatico-nerveux, et a
eu plusieurs bronchites successives suivies d'hémoptysies. Au mois de juin 1868, sur l'avis de
M. le Dr Barth, je lui conseille le Mont-Dore, et
voici dans quel état il s'y rend. Il a de là
dyspnée, une toux sèche, fréquente, de l'expectoration le matin. Le sommet du poumon droit
est mat sous la clavicule et dans toute la fosse
sus-épineuse du côté droit. On entend des craquements humides avec bronchophonie, la respiration est rude, l'expiration prolongée. Du
côté gauche le bruit respiratoire est exagéré. A
son arrivée il suit sous la direction de M. le

Dᴿ Boudant un traitement de dix-huit jours. Sous l'influence de l'eau en boisson, des demi-bains à 44 degrés, des séances à la salle d'aspiration et des pédiluves, la dyspnée diminue, la toux se calme, l'expectoration se modifie, les forces et l'appétit reviennent. La sonorité reparaît sous la clavicule et dans la fosse sus-épineuse, et le malade part très-satisfait de sa saison.

L'hiver se passe sans accident, il peut vaquer à ses affaires. Il fait deux saisons à domicile d'eaux transportées, et au mois de juillet suivant il retourne au Mont-Dore, où il fait un nouveau traitement de dix-huit jours sous la direction de M. Mascarel.

A son retour il n'y a plus de matité ni de bronchophonie, on entend dans la fosse sus-épineuse et sous la clavicule un peu de râle humide; il n'y a plus de toux ni de dyspnée, il a repris de l'embonpoint.

L'hiver suivant, sous l'influence de fatigues et de chagrins, il a deux hémoptysies à la suite desquelles il garde le lit pendant huit jours. La toux est revenue avec un peu de dyspnée et d'expectoration. Nouvelle saison en juillet suivant, à la suite de laquelle il éprouve une amélioration considérable. La toux disparaît de nouveau, l'expectoration aussi. Il reprend de l'embonpoint et il règne sur son visage une expression de satisfaction générale. Le sommet malade présente à peine d'obscurité dans le bruit respiratoire, on n'entend plus de craquements.

Cette fois l'hiver se passe parfaitement bien, M. R... reprend ses habitudes et ses affaires, et par mesure de précaution retourne faire une nouvelle cure en juillet 1872. Depuis cette époque il a joui d'une santé presque bonne et il est revenu faire religieusement chaque année une saison au Mont-Dore.

Une transformation si rapide et si continue n'est-elle pas surprenante? Une grave atteinte était portée à la constitution de ces malades; M. le Dr Barth désespérait d'eux, lorsqu'il conseilla les eaux. Il n'est pas douteux que, sans l'intervention du traitement thermal qu'ils ont suivi, ils n'auraient pas résisté à l'intensité de leur mal.

Ces observations n'ont pas besoin de commentaires et prouvent, je le suppose, d'une façon suffisante l'efficacité de nos eaux. Je pourrais citer bien d'autres cas, car ma pratique déjà longue m'a permis d'en observer un grand nombre, tant à Paris qu'au Mont-Dore. J'en ai publié les relations en leur temps, et il me suffirait de faire appel à la mémoire de mes confrères Boudant, Chabory et Mascarel, qui ont dirigé la cure de mes malades, pour confirmer mon dire.

Il faut donc aujourd'hui plus que jamais revenir aux méthodes d'observation et tenir grand compte de l'état général. Avec l'hygiène et une médication thermo-minérale appropriée, on peut arriver à ralentir les progrès de la maladie, à l'effacement temporaire et même définitif de ses symptômes. Mais bien que les eaux du Mont-Dore remplissent ces conditions, « ce serait étrangement s'abuser que de les regarder comme un spécifique contre les maladies chroniques du poumon, quels que soient les causes, la nature, les complications et l'état plus ou moins avancé de ces maladies. Elles peuvent, dans certains cas, prévenir la phthisie en faisant cesser un état morbide qui ne manquerait pas d'y conduire. Elles peuvent encore en retarder et quelquefois en éloigner indéfiniment le développement chez les individus qui y sont prédisposés. Il est des affections pulmonaires graves et anciennes qu'elles guérissent, il en est d'autres qui ne manqueraient pas d'être aggravées par l'usage de ces eaux; ce n'est donc pas toujours, comme bien des malades se le persuadent, parce qu'on désespère de leur guérison qu'on les renvoie, mais bien parce que le remède n'est pas approprié à leur état. » (Bertrand.)·

Sous l'influence du traitement qu'ils suivent au Mont-Dore, les phthisiques voient reparaître leur appétit, leurs forces se relever, les fonctions de la peau se rétablir. La vapeur minérale qu'ils respirent dans les salles d'inhalation produit sur la muqueuse de leurs bronches un effet topique qui facilite l'expectoration ; il s'opère sur leur poumon une action sédative : il se décongestionne, la toux se calme, les surfaces sécrétantes se modifient, les cavernes se cicatrisent, la fièvre cesse. L'hémoptysie, si fréquente aux Eaux-Bonnes, de l'aveu des médecins de cette station, se produit rarement au Mont-Dore, même chez les phthisiques hémoptoïque. C'est le résultat de l'observation de MM. Boudant, Richelot et Mascarel. « Quelle est la cause de cette immunité? Doit-on la rapporter à l'action styptique des sels de l'eau minérale agissant directement sur le tissu pulmonaire, ou simplement à la stimulation périphérique, ou bien ces deux causes agissent - elles simultanément ? » (Dr Lassalas.) Michel Bertrand l'attribuait à l'altitude. Sous une pression atmosphérique moins forte, l'hémoptysie est en effet d'autant moins à redouter que le sang est moins refoulé du centre à la circonférence. M. Richelot l'attribue à l'action décongestionnante et sédative de l'eau.

Cette médication est merveilleusement secondée, comme je l'ai déjà dit, par le climat des montagnes, la situation des lieux où l'air pur et frais de la vallée met les malades à l'abri des chaleurs accablantes de l'été. Les émanations balsamiques des sapins ont une influence très-salutaire et sont un très-puissant adjuvant dans la curation de cette terrible maladie.

Bronchite chronique.

La bronchite chronique est certainement de toutes les affections que l'on traite au Mont-Dore une des plus communes et une de celles qui donnent les résultats les plus satisfaisants. Il est rare d'y rencontrer la bronchite chronique simple sans complications ; les malades qu'on y envoie sont généralement atteints de ces bronchites chroniques rebelles qui ont résisté à toute médication, et à qui les médecins, en désespoir de cause, conseillent le traitement thermal. Aussi, les catarrheux que nous avons occasion d'observer sont-ils souvent atteints de bronchites compliquées d'emphysème pulmonaire, d'asthme, de dilatation ou de rétrécissement des bronches.

Cette maladie, dont la durée est indéterminée, frappe indistinctement l'enfant et le vieillard, mais elle est plus commune dans la vieillesse, et peut produire des altérations plus ou moins profondes de la muqueuse des voies aériennes. Les symptômes généraux sont peu prononcés ; elle ne s'accompagne pas de fièvre ni de troubles du côté des fonctions digestives. La dyspnée est, en général, peu considérable, mais elle est persistante. La toux a des exacerbations, les crachats sont abondants, tantôt grisâtres, opaques, jaune verdâtre, tantôt mamelonnés, aplatis, nummulaires, à bords ronds ou déchiquetés ; quelquefois puriformes dans le catarrhe muqueux de Laënnec ; séreux, transparents dans le catarrhe pituiteux ; petits, perlés, globuleux dans le catarrhe sec.

A l'auscultation, on entend, à la partie pos-

térieure et inférieure de la poitrine, des deux
côtés, des râles, tantôt secs, sibilants et ronflants, tantôt humides, sous-crépitants et
muqueux. Si la sécrétion bronchique devient
considérable, il peut se produire de la fièvre,
de l'amaigrissement, la perte de l'appétit et du
sommeil, et une dépression notable des forces.
Ces différents symptômes pourraient quelquefois faire croire à la phthisie, mais l'absence
d'hémoptysie, de craquements et de respiration
saccadée, de râles caverneux et de pectorilo-
quie, empêche de confondre ces deux affections.

Le catarrhe pulmonaire a pour cause le
refroidissement et est souvent lié à une maladie diathésique, comme le rhumatisme et la
goutte, ou à une affection chronique de la
peau.

Les eaux du Mont-Dore sont douées d'une
grande efficacité contre cette maladie ; elles
tonifient et stimulent l'organisme des malades ;
elles rétablissent les fonctions de la peau en en
augmentant l'énergie. Les inhalations de la
vapeur minérale agissent directement sur la muqueuse bronchique et en tarissent la sécrétion.

J'ai revu cette année une dame de soixante-
deux ans, à qui j'avais donné des soins l'an-

née dernière pour une bronchite remontant à trois ans. Cette dame, qui m'avait été adressée par un de mes confrères de Paris, était dans un état de maigreur et d'affaiblissement tels, qu'elle se croyait poitrinaire ; ses crachats étaient puriformes, opaques. Elle n'avait ni sommeil ni appétit. On entendait en arrière, à la base et des deux côtés de la poitrine, des râles humides et çà et là des râles sibilants. Après quinze jours de traitement, l'appétit et le sommeil étaient à peu près revenus, les inhalations avaient tari les crachats et les forces étaient plus grandes. Sa santé est allée s'améliorant chaque jour. Sa cure de cette année n'a été qu'un acte de reconnaissance et de précaution.

Asthme. — Emphysème.

Il est peu de maladies pour lesquelles on ait fait autant de tentatives thérapeutiques, mais malheureusement, à l'exception des solanées vireuses, la plupart de ces remèdes sont sans valeur et leur emploi est resté sans résultat. Dans l'asthme sec, on a essayé de narcotiser les nerfs des centres respiratoires ; dans l'asthme humide, on a eu recours aux vomitifs, aux expéctorants. D'après M. Sée, l'asthme a trois éléments : l'élément excito-moteur, l'emphysème et l'exsudat qui existe à l'état rudimentaire dans tous les asthmes, même ceux qu'on a appelés asthmes secs ou nerveux, ou spasmodiques. Souvent même il prédomine, au point de constituer cette forme spéciale de l'asthme qu'on indique sous le nom d'asthme catarrhal.

Les asthmes de toute espèce trouvaient, au dire de Brieude, dès 1788, du soulagement au Mont-Dore; aujourd'hui, non-seulement les asthmatiques y trouvent du soulagement, mais encore la guérison. Les nombreuses observations recueillies par MM. Boudant, Richelot et Mascarel confirment de tout point cette assertion. Il n'est qu'un très-petit nombre de maladies avec lesquelles on puisse confondre l'asthme, si l'on considère qu'il se distingue de toutes les dyspnées des maladies organiques du cœur et de la tuberculisation pulmonaire par sa marche caractéristique, sa périodicité, la forme de ses accès et le catarrhe bronchique qui l'accompagne.

De toutes les espèces d'asthme, celle qu'on

rencontre le plus souvent au Mont-Dore, et qu'on y traite avec le plus de succès, est celle désignée sous le nom d'asthme catarrhal, d'asthme humide. Dans cette forme, les attaques, d'abord séparées, se rapprochent, la dyspnée augmente et devient continue par suite de la viscosité de l'exsudat bronchique. « La respiration est sifflante, élevée quoique rarement précipitée ; pendant le repos elle est cependant assez calme, bien que les malades accusent vivement le besoin d'air, mais le moindre mouvement suffit pour augmenter la gêne ; le décubitus dorsal l'exaspère presque toujours, et la respiration n'est possible que si les muscles de la région dorsale trouvent un point d'appui. » (Sée.) Sous l'influence d'un refroidissement la dyspnée augmente d'intensité, il se produit un emphysème qu'on reconnaît aisément à la résonnance exagérée de la poitrine, à la rudesse de la respiration, aux râles sibilants et sonores qu'on entend dans toute l'étendue de la poitrine, à la diminution du murmure vésiculaire. Mais dès que les mucosités peuvent être rejetées et que l'air commence à pénétrer dans les vésicules, l'emphysème diminue, l'hématose reprend son cours et le soulagement arrive. J'ai eu occasion de soigner cette année, au Mont-Dore, un négociant de Lyon qui y vient depuis cinq ans pour un asthme nerveux humide; eh bien! après vingt jours de traitement, il est parti, comme tous les ans, dans un état des plus satisfaisants. Le bruit respiratoire avait acquis de l'ampleur et du moelleux, à peine entendait-on quelques râles ronflants à l'auscultation.

Un petit garçon de douze ans, dont je dirige le traitement depuis plusieurs années, a été pris, il y a trois ans, à la suite d'une bronchite, bien qu'il soit né de parents sains et non asthmatiques, d'attaques d'asthme pendant la nuit. Les accès s'étaient multipliés et revenaient le jour et la nuit. La dyspnée et le catarrhe le fatiguaient beaucoup; il rejetait des crachats blanchâtres, abondants et très-aérés. La respiration était voilée par de gros râles ronflants et muqueux. Je conseillai le Mont-Dore, où je dirigeai moi-même le traitement; et, après deux saisons de dix-huit jours, à un an d'intervalle, les accès ont complétement cessé et ne se sont pas reproduits depuis longtemps.

L'asthme humide est ordinairement causé par

des bronchites négligées et s'observe surtout chez les gens qui sont exposés aux intempéries des saisons ou qui habitent des climats froids et humides, et même chez ceux qui habitent des climats très-froids ou très-chauds.

Quant à l'asthme sec, nerveux, essentiel, qui a été nié par Corvisart, Roslan, Beau, Gendrin et qu'ont admis Trousseau et Sée, il est héréditaire et se rencontre à tous les âges. Les tempéraments nerveux, l'abus des plaisirs, les travaux intellectuels, l'influence des passions et surtout les peines morales vives y prédisposent. Les localités ont aussi une certaine influence. Du reste, rien n'est plus variable et en quelque sorte plus individuel que cette influence sur les asthmatiques. L'un se trouve très-bien dans les lieux plats, marécageux et humides; l'autre, à un air vif : une distance de quelques kilomètres, le séjour de la ville ou de la campagne, l'habitation dans tel ou tel appartement, une porte ouverte ou fermée, suffisent pour faire naître ou disparaître les accès. Presque toujours l'obscurité a une influence fâcheuse sur les asthmatiques, et la lumière même artificielle les soulage.

Bien que les eaux du Mont-Dore n'aient pas

sur cette forme de l'asthme une action aussi considérable que sur l'asthme humide, les malades en obtiennent néanmoins un soulagement manifeste et quelquefois une guérison réelle. Je donne depuis plusieurs années des soins à une dame pour qui la vie n'est supportable qu'à la condition de faire chaque année une saison de vingt jours au Mont-Dore.

Les emphysémateux, dont les vésicules pulmonaires sont simplement hypertrophiées et qui n'ont pas de complication du côté du cœur, tirent aussi une véritable utilité des eaux du Mont-Dore. Chez eux, la toux disparaît, la dyspnée diminue, la sonorité exagérée ainsi que les râles sibilants et ronflants se modifient. Cette modification ne porte sans doute pas sur les lésions caractéristiques de l'emphysème, mais sur la bronchite et la dyspnée asthmatique qui l'accompagnent presque toujours.

Pleurésie chronique.

Les nombreuses observations recueillies par MM. Boudant et Mascarel démontrent d'une manière évidente qu'à l'aide du traitement par l'eau du Mont-Dore on peut obtenir la résorption des épanchements pleurétiques, des dépôts pseudo-membraneux, des sécrétions albumineuses, des adhérences et autres productions de consistances variables des plèvres. J'ai moi-même obtenu, l'année dernière, chez une jeune fille de seize ans, la résorption d'un épanchement considérable du côté droit de la poitrine, avec adhérences au sommet. Je l'ai soumise pendant vingt jours à un traitement énergique : elle prenait chaque matin un demi-bain et une douche du *Pavillon*, passait quarante-cinq minutes à la salle d'aspiration, buvait trois demi-verres de la source de la *Madeleine* et prenait un bain de pieds dans l'après-midi. Quand elle quitta le Mont-Dore, son état était très-satisfaisant, la dyspnée avait disparu, l'appétit était revenu et elle avait repris de l'embonpoint. Il n'y avait plus trace d'épanchement lorsque je la revis six mois après. Sa santé est aujourd'hui aussi florissante que possible. Il en sera toujours ainsi quand les malades ne seront pas minés par la fièvre hectique ou épuisés par des diarrhées liquides. Toutes les fois qu'il n'y aura qu'une dyspnée produite par un épanchement qui n'occupe qu'un tiers de la poitrine, qu'on pourra percevoir l'égophonie ou le soufflé bronchique, entendre le murmure respiratoire au sommet du poumon, le résultat sera toujours certain. Nos moyens d'action sont aussi puissants que variés ; les douleurs qui résistent à la douche en pluie cèdent à la douche de vapeur ou à la douche en lance ; l'aspiration de la vapeur vient aussi, dans ce cas, puissamment en aide aux bains du *Pavillon*.

Pharyngite.

La pharyngite est aussi une maladie qu'on rencontre souvent au Mont-Dore, et c'est certainement une de celles dont on a le plus facilement raison, surtout depuis que la pulvérisation y a été adoptée. L'emploi de l'eau pulvérisée et des douches en poussière produit les effets les plus sensibles et les plus immédiats. L'eau minérale pulvérisée est un topique qui modifie promptement la muqueuse et les produits de sécrétion, surtout dans la pharyngite glanduleuse. Quant à la pharyngite d'essence rhumatismale, qui diffère de la précédente par l'état de sécheresse de l'arrière-gorge, les malades qui en sont atteints éprouvent à respirer cette atmosphère humide un bien-être extrême. La sécrétion normale suspendue reparaît; les mouvements fréquents de déglutition si pénible s'exécutent sans que le malade en ait conscience; la toux fatigante. s'atténue et se dissipe entièrement. La douche d'eau pulvérisée concourt à un double but : celui de soumettre les malades à une inhalation arsénicale et d'exercer en même temps une action topique sur les parties avec lesquelles elle est le plus immédiatement en contact.

Le froid humide, la suppression partielle de la transpiration cutanée sont les causes qui produisent le plus souvent la pharyngite. Mais il est certaines professions qui y prédisposent plus que d'autres; ainsi, par exemple, les instituteurs, les chanteurs, les avocats, les ecclésiastiques, etc., et toutes les personnes qui font un usage immodéré de la voix y sont plus sujettes. Il faut signaler comme cause de la pharyngite l'abus du tabac. Cette maladie, lorsqu'elle se propage au larynx, produit des enrouements, et la voix, modifiée dans son timbre, peut même s'éteindre complétement. Il s'ensuit une gêne considérable occasionnée par la sécheresse ou l'exagération de sécrétion, qui oblige les malades à des mouvements de déglutition très-fréquents, et par suite leur occasionne une douleur au niveau des attaches de la langue et à la partie postérieure du cou.

La pharyngite provoque aussi une toux qui résulte ou des efforts de la voix à la suite d'une conversation prolongée, ou du séjour dans une atmosphère chaude ou viciée. Cette toux s'annonce par un chatouillement dans l'arrière-gorge, ou un sentiment de sécheresse extrême qui provoque le malade à des mouvements d'expuition sonores et brusques, que Gueneau de Mussy a désignés sous le nom de *hem*. Ils font souvent des efforts tels, que leurs yeux s'injectent, leur visage se colore ; ils ont parfois des nausées, des vomissements et une agitation qui ne cesse que lorsqu'ils sont parvenus à se débarrasser des mucosités filantes qui obstruent l'arrière-gorge.

Cette maladie, bien que fort gênante, n'est cependant jamais grave, en ce sens qu'elle ne fait pas courir le danger de la vie ; mais elle peut entraver l'exercice de toutes les professions dans lesquelles la voix joue le premier rôle.

On a employé jusqu'ici tous les moyens possibles pour combattre la pharyngite, mais on n'a tiré de véritables avantages que des caux minérales pulvérisées. L'affluence toujours croissante des malades qui viennent chercher leur guérison à nos eaux est l'hommage le plus éclatant qu'on puisse rendre à leur mode d'action et à leur efficacité.

Laryngite.

Les eaux du Mont-Dore fournissent de précieuses ressources dans la laryngite chronique, lorsqu'elles sont convenablement appliquées. Que cette affection, si souvent rebelle aux moyens ordinaires, soit sous la dépendance d'une diathèse, qu'elle résulte de l'impression du froid ou d'une fatigue professionnelle du larynx, les médecins de cette station sont à même de constater chaque année des guérisons et de sensibles améliorations. Comme toutes les muqueuses, celle du larynx subit l'action modificatrice des eaux.

Le laryngoscope seul peut déterminer absolument si la laryngite est catarrhale, parenchymateuse, hypertrophique, glanduleuse, tuberculeuse ou syphilitique. Dans toutes ces formes, la voix est altérée d'une façon presque constante; elle est creuse et enrouée. Une légère aggravation, une excitation intercurrente de la muqueuse épaissit les cordes vocales au point de rendre les malades aphones.

La laryngite glanduleuse, qui est souvent précédée de pharyngite, est une des formes qu'on observe le plus souvent; elle est chronique d'emblée et se rencontre surtout chez les chanteurs, les orateurs et toutes les personnes qui font un usage immodéré de la voix. Elle siége de préférence sur la muqueuse des cartilages arythénoïdes et de la base de l'épiglotte, laquelle est très-riche en glandules. « Avant même que les cordes vocales soient atteintes, la voix se trouve altérée. L'hypertrophie glandulaire épaissit la muqueuse inter-arythénoïdienne; les arythénoïdes sont entravés dans leur jeu, les cordes vocales inférieures ne se rapprochent pas suffisamment, et c'est ainsi que se produit le premier indice d'une voix compromise : la perte des notes élevées. Peu à peu les autres parties de la muqueuse laryngée se trouvent altérées dans leur nutrition; et lorsque les cordes vocales elles-mêmes participent à l'inflammation, la voix devient rauque ou, au moins, perd complétement ses vibrations sonores et harmonieuses. » (Krishaber.)

J'ai obtenu, il y a deux ans, un réel succès et qui prouve bien l'efficacité de notre traitement dans la pharyngo-laryngite. Un acteur de Paris, habitué à faire tous les soirs des efforts considérables de voix, m'est adressé, au Mont-Dore, par le médecin de son théâtre. Il est grand, fort, bien constitué et n'a pas eu d'autre maladie qu'une pleurésie. Il y a près de six mois qu'il s'aperçoit que sa voix est enrouée, mais il ne tousse ni ne crache. Il n'éprouve pas non plus de douleur, mais seulement une gêne et quelquefois une aphonie presque complète après sa représentation. Il n'a, du reste, pas de fièvre, son appétit est excellent et son sommeil est bon. Je l'ai soumis au traitement révulsif du *Pavillon*, aidé de la pulvérisation et des gargarismes, et au bout de vingt jours sa voix avait repris son timbre habituel. Depuis cette époque, il a pu continuer sans interruption l'exercice de sa profession.

La laryngite a souvent pour cause la diathèse herpétique ou rhumatismale, dont les manifestations ont des nuances si variées. Sous l'influence de la toux gutturale et de la sécheresse qui se produit dans la gorge, la muqueuse s'hypertrophie et il se produit des granulations.

L'eau du Mont-Dore est vraiment souveraine dans la laryngite glanduleuse; elle agit d'une manière directe sur les granulations, à l'aide de l'appareil pulvérisateur, et produit l'effet « d'un topique minéral qui modifie les propriétés vitales comme les propriétés de tissu des parties malades. » (Boudant.)

La laryngite tuberculeuse, qui est si commune au Mont-Dore, est, avec la laryngite syphilitique, une des formes de la laryngite ulcéreuse. On y rencontre plus rarement la forme syphilitique. La laryngite tuberculeuse est ou primitive ou consécutive, c'est-à-dire qu'elle peut se manifester avant toute lésion appréciable des poumons, ou n'apparaître que comme un symptôme de la lésion primordiale de la tuberculose. Elle est caractérisée par la présence sur la muqueuse du larynx de petites granulations miliaires grises qui peuvent subir la dégénérescence graisseuse ou caséeuse suivie de ramollissement ou d'ulcération, ou bien se dessécher ou se crétifier. L'irritation entretenue dans le larynx par la présence des tubercules et les ulcérations qui en sont la conséquence contre-indiquent, dans ce cas, l'emploi de la pulvérisation; les malades se trouvent mieux de l'action topique et émolliente de l'aspiration de la vapeur minérale. Sous son influence la surface de la muqueuse se modifie rapidement, la voix s'améliore. J'ai eu l'occasion, l'année dernière, d'observer une modification sensible de la voix chez un jeune employé de commerce atteint de laryngite tuberculeuse, qui avait été envoyé au Mont-Dore par le Dr Féréol. Ce malade, âgé de ving-cinq ans, est pâle, maigre ; le sommet de son poumon droit est le siége de craquements secs ; il tousse peu, mais rejette le matin des crachats verdâtres. Sa voix est cassée et se perd presque complétement le soir. On lui a fait faire des frictions calmantes, révulsives, des fumigations de toute sorte sans résultat.

A son arrivée je lui donne les eaux, d'abord en boisson, puis en douches, aspirations et bains. Après dix-huit jours de traitement sa voix n'est pas tout à fait revenue, mais elle est renforcée et beaucoup meilleure. Il quitte le Mont-Dore dans des conditions relativement excellentes. Il est impossible de méconnaître, dans cette observation, la salutaire influence et l'action modificatoire du traitement mont-dorien.

Coryza.

L'inflammation chronique de la membrane pituitaire n'est pas une affection que l'on doive négliger, elle prend rapidement un caractère de gravité à la suite de l'occlusion des fosses nasales. Indépendamment de l'affaiblissement de l'odorat, la voix s'altère. Le malade ne pouvant plus respirer que par la bouche, la langue, le palais se dessèchent et s'enflamment, et cette inflammation peut se propager aux bronches. Cette affection cède facilement à l'action substitutive des eaux du Mont-Dore. La maladie revient à l'état aigu, l'enchifrènement et l'éternument reparaissent avec la sécrétion plus abondante de la muqueuse. D'après M. Mascarel, les coryzas les plus invétérés ne résistent pas à cette médication ; il suffit, même d'après le même auteur, de l'aspiration pendant trois ou quatre jours de l'eau du Mont-Dore à la température native pour triompher d'un coryza éphémère. Depuis l'installation, par M. le Dr Alvin, de l'appareil à douches naso-pharyngiennes de Weber, les résultats sont encore plus prompts et plus satisfaisants dans le coryza chronique et les affections ulcéreuses de la pituitaire. Parmi les malades atteints de cette affection, que j'ai eu l'occasion de traiter à l'aide de cet ingénieux appareil, je dois citer en première ligne une petite fille de douze ans qui a été rapidement débarrassée d'une ulcération scrofuleuse de la narine gauche, et le cas d'un jeune avocat de Paris que j'ai également soumis, cette année, à ce traitement pour un coryza datant de six mois, et qui est parti guéri après vingt jours de traitement. Je dois ajouter que j'avais prescrit simultanément les bains et l'eau en boisson.

Rhumatisme.

On rencontre au Mont-Dore, et il semble que ce soit sa véritable spécialisation, toutes les douleurs à marche chronique qui ont leur siége dans les articulations ou dans les muscles. Et la grande affluence des rhumatisants qui s'y pressent pendant la saison se trouve justifiée par les merveilleux effets du traitement thermal auquel ils sont soumis. « C'est en excitant l'énergie de la peau, dit Bertrand, et en rétablissant ses fonctions excrétoires que les eaux du Mont-Dore dissipent le rhumatisme : voilà, du moins, ce qui, de leurs effets, tombe le plus sous le sens. » La haute thermalité de ces sources suffirait à elle seule pour triompher du rhumatisme régulier ; mais nous voyons dans l'influence de ses divers éléments minéralisateurs, et certainement aussi eu égard à l'action de l'arsenic qu'elles renferment, les gonflements diminuer, la souplesse remplacer la rigidité des articulations, les membres reprendre leurs fonctions. Avec la douche disparaissent les engorgements synoviaux, les nodus articulaires du rhumatisme noueux ; les déformations mêmes diminuent. L'arsenic vient ici ajouter son action excitante à l'action révulsive produite par la thermalité des sources.

L'eau doit aussi être donnée en boisson ; elle ajoute à l'action du bain et concourt par l'absorption de ses principes minéralisateurs à la rapidité de la résolution des engorgements articulaires. Mais il faut que le traitement thermal soit prolongé pour arriver à ce résultat. Au bout de quatre ou cinq jours il se produit une exacerbation des douleurs que Bertrand considérait comme une des conditions de la guérison. Les malades éprouvent de l'agitation, des inquiétudes dans les membres, une sensation de chaleur et de prurit qui trouble leur sommeil, de la tendance à la sueur, de l'augmentation de la sécrétion urinaire, malgré les transpirations. Souvent ils éprouvent dans le bain des picotements de la peau. Il se produit quelquefois à la fin du traitement une poussée à la peau qui se manifeste par une éruption érythémateuse critique accompagnée de prurit.

Les névralgies et les paralysies rhumatismales, la sciatique, sont également heureusement modifiées et guéries par le traitement mont-dorien. C'est par centaines que l'on voit tous les ans accourir au Mont-Dore tous les rhumatisants et les paralytiques du Puy-de-Dôme et du Cantal, tant leur confiance est grande dans l'énergie réparatrice de ces eaux.

Affections utérines.

Les maladies de l'utérus ont aussi leur part dans la bienfaisante influence des sources du Mont-Dore. Dans la leucorrhée, par exemple, résultant soit d'un catarrhe utérin, soit d'un état atonique général, l'action excitante des eaux se manifeste par le relèvement rapide des forces de la malade et la disparition de l'écoulement. J'ai eu cette année un exemple frappant chez une jeune Espagnole, qui est arrivée au Mont-Dore dans un état d'atonie et de prostration résultant d'une abondante leucorrhée, et qui est partie après vingt-cinq jours de cure dans des conditions excellentes. La même heureuse influence s'observe dans les flueurs blanches qui accompagnent l'aménorrhée. M. Bertrand dit les avoir toujours traitées avec succès. Il en est de même de l'aménorrhée et de la dysménorrhée, ces deux affections sont également bien traitées au Mont-Dore. Le flux sanguin reparaît vite dans la première de ces deux affections quand elle n'est sous la dépendance d'aucune autre maladie utérine, et le cortége des différentes douleurs qui accompagnent la seconde disparaît rapidement.

Affections oculaires externes.

BLÉPHARITE CILIAIRE, CONJONCTIVITE ET KÉRATITE CHRONIQUES, CATARRHE DU SAC LACRYMAL.

Ces diverses affections dépendent presque toujours d'un état diathésique dont elles sont une des manifestations (*lymphatisme, scrofules,*

www.ingramcontent.com/pod-product-compliance
Ingram Content Group UK Ltd.
Pitfield, Milton Keynes, MK11 3LW, UK
UKHW022059070726
13613UKWH00002B/871